500 Affirmations
Pour l'Amour
Et les Relations

Tome 2

Jos Brady

ISBN : 9798632864916

Dans la série « 500 affirmations »

- 500 Affirmations pour la Richesse et la Réussite Tome 1
- 500 Affirmations pour la Richesse et la Réussite Tome 2
- 500 Affirmations pour l'Amour et les Relations Tome 1
- 500 Affirmations pour l'Amour et les Relations Tome 2

Introduction

Affirmer, c'est déclarer un état de fait comme étant **déjà présent** dans sa vie.

Par exemple, déclarer **"L'amour inonde ma vie"** est une affirmation.

De même, déclarer **"Je ne mérite pas d'être aimée"** est aussi une affirmation.

Pour votre subconscient, ces deux déclarations sont tout aussi vraies l'une que l'autre. Toutefois, les résultats que vous en retirerez dans votre vie seront très différents.

Répéter continuellement une affirmation, qu'elle soit positive ou négative, engendre des émotions, des sentiments et finit par se cristalliser en une croyance. Cette croyance est comme une graine plantée dans votre subconscient qui finit par attirer dans votre vie ce qui lui correspond. Si vous voulez récolter des roses, allez-vous planter des chardons ?

Si vous vous exprimez de manière négative, vous attirerez des situations négatives dans votre vie. Heureusement, l'inverse est tout aussi vrai. En vous focalisant sur le positif et en l'affirmant, vous attirerez des situations positives.

Nous sommes hélas, pour la plupart d'entre nous, "programmés" pour parler et penser de manière négative via les médias, l'éducation, le discours de nos parents et beaucoup d'autres choses.

Par conséquent, nous répétons et croyons ces discours négatifs et en expérimentons les résultats tout au long de notre vie, à moins que nous ne changions volontairement ces discours.

Quelles sont vos idées sur l'amour et les relations ? Quel est votre discours dominant ?

Si vous avez un discours négatif, vous ne ferez que répéter encore et encore le même scénario et vous serez confrontés aux mêmes difficultés.

Pour briser ce cercle infernal, vous devez abandonner ce discours négatif et le remplacer par un discours positif, intérieur et extérieur.

Les affirmations sont un excellent moyen d'y parvenir. En effet, des affirmations claires, courtes et précises sont un excellent moyen pour commencer à contrôler vos pensées et à changer votre vie pour le meilleur.

Il peut être difficile au départ de maintenir des pensées positives et de surveiller vos pensées tout au long de la journée. Ne vous inquiétez pas. Au fil des jours, les pensées négatives se feront de plus en plus rares pour finir par disparaitre.

Prenez bien garde à ne pas contrecarrer par vos paroles, par exemple en parlant avec un ami, ce que vous affirmez lorsque vous êtes seul.

Comment utiliser les affirmations

Les affirmations qui suivent sont des exemples que vous pouvez utiliser tel quels. Toutefois, si vous le souhaitez, vous pouvez les modifier ou écrire les vôtres.

Pour cela, gardez quelques points en tête :

•   Les affirmations doivent être écrite de façon positive car le subconscient ne tient pas compte de la négation. Par exemple, ne dites pas **"Je n'ai plus de problème amoureux"** mais **"J'ai un compagnon formidable, que j'aime et qui m'aime"**.

•   Les affirmations doivent être écrites au présent. Plutôt que de dire **"Je vais bientôt rencontrer l'amour de ma vie "**, dites **"Je vis une relation merveilleuse avec l'amour de ma vie maintenant"**.

•   Les affirmations doivent être rédigées comme étant déjà réalisées. Par exemple, si vous souhaitez déménager, ne dites pas **"Je veux rencontrer de nouveaux amis"** car votre subconscient vous prend au mot et vous continuerez à le vouloir longtemps ! Dites plutôt **"J'ai rencontré de nouveaux amis formidables avec qui je partage de merveilleux moments"**. A ce propos, si avez une vision claire de ce que vous voulez, dites-le. **"Je rencontre l'amour"** est bien mais **"Je suis mariée à un homme merveilleux qui partage les mêmes idées que moi"** est plus précis.

•   Dites ou rédigez vos affirmations à la première personne, en commençant par "Je" ou "Je suis". Vous pouvez également mentionner votre prénom : **"Moi, Martin, me sens chaque jour plus aimant et plus aimable"**.

Quand vous avez choisi (ou créé) vos affirmations, procédez ainsi :

- Dès le réveil et juste avant de dormir, répétez-les, si possible à haute voix, durant quelques minutes.

- Essayez de ressentir ce que vous éprouveriez si ce que vous dites était déjà réalisé.

- Faites suivre vos affirmations d'une courte visualisation. Par exemple, **imaginez-vous faire une merveilleuse croisière romantique avec votre nouvel amour.**

- Choisissez entre 1 et 10 affirmations. Vous pouvez en changer d'une séance à l'autre.

- Durant la journée, répétez-les aussi souvent que possible.

- Quand une pensée négative survient, annulez-la par une affirmation positive.

- Vous pouvez les noter sur un papier que vous emporterez avec vous et que vous relirez régulièrement.

- Vous pouvez écrire vos affirmations plusieurs fois par jour afin de les renforcer.

N'oubliez pas que tout est énergie et vibration. Plus vous nourrissez vos affirmations, plus elles s'imprègnent dans votre subconscient et plus vite vous recevez ce que vous attendez.

La répétition, la foi et le calme sont la clé. Répétez-les des dizaines, des centaines de fois et restez confiant dans le fait que l'univers répondra conformément à la requête que vous lui avez envoyée.

Vous êtes à l'aube d'une nouvelle vie. Faites votre part et l'univers ne manquera pas de faire la sienne !

Note sur les affirmations

Les 500 affirmations qui suivent ont été conçues de façon à être utiles à chacun. Nous ne sommes pas tous sensibles aux mêmes choses.

Certaines affirmations semblent très proches mais leur fréquence vibratoire est légèrement différente.

- Certaines sont très courtes, d'autres plus longues.
- Certaines font appel à la raison, d'autres davantage au sentiment, d'autres encore à des images.
- Certaines d'entre elles font référence à l'Univers, au Créateur ou à Dieu.
- Les affirmations sont indifféremment rédigées au masculin ou au féminin, parfois les deux. N'hésitez pas à les adapter.

Utilisez celles qui vous parlent le plus et n'hésitez pas à en changer quand bon vous semble.

L'important est de toujours garder la vibration de l'amour et de l'harmonie en vous. Soyez persévérant et les résultats ne tarderont pas à se matérialiser.

500 Affirmations Pour l'Amour et les Relations

1. Aujourd'hui, je vais continuer à créer les bases d'une relation heureuse et aimante.

2. Je rayonne d'amour et de beauté le jour de mon mariage.

3. J'aime la façon dont j'agis.

4. Je suis une personne sensuelle.

5. Je suis ouvert à l'amour.

6. La vie m'apporte tant d'amour et de joie !

7. Quelle que soit ma relation, l'amour et le pardon sont le fondement de cette relation.

8. Je suis à l'écoute des désirs et des besoins de mon partenaire.

9. Je me sens en sécurité chaque fois que je suis avec mon compagnon.

10. Je mérite de trouver mon âme sœur.

11. Je laisse à mes enfants l'espace dont ils ont besoin.

12. Je mérite d'être aimée.

13. Je m'aime et j'attire l'amour à mon tour.

14. Je suis une personne avec qui il est agréable d'être et cela rayonne de mon cœur.

15. Je suis ouverte et affectueuse avec mon partenaire.

16. J'attire maintenant la personne la plus aimante de ma vie.

17. Je suis heureuse d'être simplement moi-même.

18. J'attire facilement l'amour.

19. Je rayonne toujours une énergie aimante et ouverte.

20. Je suis immensément reconnaissant pour tout l'amour que j'ai reçu dans ma vie.

21. J'aime passer des soirées romantiques avec ___________________.

22. Je m'aime inconditionnellement, quoi qu'il arrive.

23. Mon partenaire est aimant, généreux et gentil.

24. Je laisse maintenant l'amour me trouver.

25. Je communique avec mon partenaire de façon affectueuse.

26. Je mérite de trouver mon autre.

27. Mon partenaire est l'amour de ma vie et mon âme sœur.

28. Je célèbre l'amour tous les jours.

29. Je trouve qu'il est facile d'accepter les compliments des autres.

30. Ma relation est une priorité absolue dans ma vie.

31. Je bénis et guéris toutes les relations dans ma vie.

32. Je suis ouvert au mariage et j'attire mon futur conjoint.

33. Mon partenaire m'aime et je l'aime, nous avons une relation merveilleuse.

34. Je suis un excellent parent.

35. Je ne fais qu'un avec l'univers de l'amour.

36. Mon partenaire et moi avons une grande camaraderie.

37. Tout le monde mérite de vivre une vie remplie d'amour, y compris moi.

38. Les autres sont attirés par moi grâce à de mon énergie positive.

39. Je démontre mon amour pour ma famille d'une manière infinie.

40. Mes enfants m'apportent une grande joie.

41. Je suis très à l'aise avec les hommes/femmes.

42. Ma relation est remplie d'amour, de confiance et de respect inconditionnels.

43. J'aime la romance et la romance m'aime.

44. J'aime être dans une relation avec des intérêts et des passions partagés.

45. Mon conjoint et moi sommes les meilleurs amis.

46. Je rayonne d'amour tous les jours.

47. Je choisis d'être romantique aujourd'hui.

48. Je montre chaque jour mon admiration et mon appréciation pour mon partenaire.

49. Je suis dans une relation aimante et durable.

50. J'ai des raisons illimitées d'être heureux dans ma vie.

51. Chaque moment de chaque jour, je deviens de plus en plus aimant.

52. Je mérite l'amour et le plaisir sexuel.

53. Je pratique l'amour tous les jours.

54. J'ai des relations durables avec des amis qui me font rire et qui me soutiennent pleinement.

55. Je sais que j'ai le droit d'être aimé.

56. Je traite mes enfants avec le respect qu'ils méritent.

57. Je suis un cadeau unique pour ce monde et je me réjouis de partager ce cadeau chaque jour.

58. J'ai maintenant trouvé l'homme/la femme de mes rêves et nous sommes tous deux profondément amoureux l'un de l'autre.

59. Je donne librement de l'amour à mon partenaire et je reçois un amour inconditionnel en retour.

60. Je suis passionnément amoureux de mon conjoint.

61. J'aime mes enfants inconditionnellement.

62. Je suis très reconnaissant d'avoir une vie sexuelle saine.

63. Je vis une vie d'amour.

64. Je trouve maintenant un partenaire mentalement stable à aimer.

65. Je suis avec l'amour de ma vie. Nous nous traitons tous les deux avec respect.

66. Mon fiancé et moi sommes très excités par nos prochaines noces.

67. Mon partenaire me fait me sentir si attirante et irrésistible !

68. Je suis dans un mariage heureux et harmonieux.

69. Les gens me trouvent intellectuellement stimulant.

70. Aujourd'hui est un grand jour pour commencer à m'aimer vraiment.

71. J'aime ma vie et tous ceux qui en font partie.

72. Je soutiens les objectifs et les rêves de mon partenaire.

73. Mes parents m'acceptent et m'aiment pour ce que je suis.

74. Je suis calme et je vis pleinement le moment le jour de mon mariage.

75. J'attire des relations fortes et saines.

76. Je suis un parent compréhensif et j'écoute attentivement les besoins de mes enfants.

77. J'ai attiré la personne la plus aimante de ma vie, et je lui en suis éternellement reconnaissant.

78. J'aime inviter mes amis à dîner et à boire un verre.

79. Je suis attentif aux besoins de mon partenaire et j'écoute ce qu'il/elle dit.

80. Chaque fois que je parle des autres, c'est en bien.

81. J'accepte que l'on m'aime et que l'on me chérisse pour ce que je suis vraiment.

82. Je laisse l'amour couler vers moi et à travers moi.

83. J'entoure mon mariage d'amour et de bonheur.

84. Mon partenaire et moi passons de nombreuses heures de qualité ensemble.

85. Mes désirs sexuels sont toujours comblés dans ma relation avec ________________.

86. Mes actions créent un amour constant.

87. J'ai une confiance implicite en mon partenaire.

88. Je suis capable de maintenir des relations heureuses et harmonieuses avec les gens.

89. Je permets à l'amour de me trouver facilement et sans effort.

90. Aimer l'humanité est naturel et familier pour moi.

91. Mon corps est fort et résilient.

92. Je suis un époux merveilleux.

93. Chaque jour, je me réjouis de passer du temps avec mon mari/ma femme.

94. Un partenariat heureux est une relation de soutien, équilibrée et affectueuse, et c'est ce que je vis.

95. Je choisis d'être aimant et d'accepter les gens.

96. J'adore les rendez-vous galants et j'en ai plein.

97. L'amour remplit mon monde entièrement.

98. J'ai une femme dans ma vie qui m'aime et qui aime mes enfants.

99. Je permets à l'amour inconditionnel de me suivre partout où je vais.

100. J'assume l'entière responsabilité de mon bonheur.

101. Je donne de l'amour inconditionnel à tout le monde.

102. Je suis capable de communiquer clairement avec mes amis.

103. Je suis toujours là pour mes amis quand ils ont besoin de moi.

104. Une relation inattendue devient permanente aujourd'hui.

105. J'attire toujours l'amour parfait.

106. J'attire facilement des amis aimants.

107. Je crois en mon partenaire, c'est une personne merveilleuse.

108. Je n'attire que des personnes positives dans ma vie.

109. Je mérite l'amour, et je le reçois en abondance.

110. Je suis un aimant pour mon partenaire parfait.

111. Je suis attentionné, loyal, digne de confiance et compréhensif envers mon partenaire.

112. Le temps passé avec mes enfants est précieux et amusant.

113. J'encourage tous les talents dont mon enfant fait preuve.

114. Je suis satisfait(e) de mon mariage, je suis satisfait(e) de ma vie.

115. Je suis profondément épanoui dans mes relations.

116. Je me sens comme la femme la plus chanceuse du monde d'avoir un petit ami/mari aussi incroyable.

117. Je me sens confiante et à l'aise lors des événements sociaux.

118. Je suis béatement heureux avec mon partenaire.

119. Je suis rempli de la lumière de l'amour, de la paix et de la joie.

120. Mes amitiés sont très importantes pour moi.

121. J'aime les autres sans condition.

122. Je suis toujours présent et dans l'instant.

123. De beaux hommes sont attirés par moi aujourd'hui.

124. Je regarde vers l'intérieur pour trouver toutes les réponses à mes problèmes.

125. J'ai un mari aimant et fidèle qui est honnête et respectueux envers moi.

126. J'aime mon âme sœur et je m'aime moi-même.

127. Je chéris ma famille.

128. J'accepte que je puisse recevoir de l'amour en cet instant.

129. Partout où je vais, je ressens de l'amour. Ma vie est pleine de joie !

130. Toutes mes interactions sont harmonieuses.

131. Les gens reconnaissent et apprécient l'amour qui jaillit de mon être.

132. Mon partenaire est romantique, attentionné et compréhensif à l'égard de mes besoins.

133. J'ai attiré la personne la plus aimante du monde et ma vie est maintenant pleine de joie !

134. Mon partenaire et moi aimons la compagnie de l'autre.

135. J'embrasse le caractère sacré du mariage.

136. J'attire le compagnon parfait pour moi.

137. Mon monde est rempli d'amour, de lumière et de bonheur.

138. Chaque jour, j'exprime ma reconnaissance et mon amour pour mes enfants.

139. Je visualise la rencontre du compagnon idéal pour moi aujourd'hui.

140. Je cherche et j'accueille l'amour dans ma vie.

141. Je me concentre sur les bonnes choses dans ma relation.

142. Le temps en famille est mon moment préféré.

143. Je bénis ceux qui m'entourent avec un amour et un bonheur infinis.

144. Je suis reconnaissant de l'amour qui m'entoure.

145. Tout se passe parfaitement le jour de notre mariage.

146. Ma relation avec _____________ est harmonieuse et aimante.

147. Le jour de notre mariage, mon nouveau mari est d'une beauté éclatante.

148. Je laisse mes enfants grandir et être leur propre personne.

149. J'aime partager le vrai "moi" dans mes relations.

150. _____________ et moi prenons le temps de développer notre relation.

151. J'aime ce que je suis en train de devenir.

152. J'encourage mes enfants à aimer les autres et à se respecter complètement.

153. Je suis ouvert, libre et aimant.

154. Je suis enthousiaste à l'idée de me marier et je suis prêt à le faire maintenant.

155. Je trouve qu'il est très facile de rencontrer des hommes/des femmes.

156. J'aime passer des moments de détente avec mes enfants.

157. J'aime ouvertement, honnêtement, inconditionnellement et avec compassion.

158. J'adore être aimée et désirée par mon partenaire.

159. J'aime ce que je suis.

160. Mes amis et ma famille m'encouragent dans tout ce que je fais.

161. Je rencontre l'amour dans toutes mes relations.

162. J'encourage mon partenaire à viser les étoiles.

163. L'amour me trouve partout où je vais.

164. J'attire l'homme/la femme de mes rêves.

165. Le jour de mon mariage recèle certains de mes souvenirs les plus précieux.

166. J'aime socialiser avec mes amis.

167. J'aime la personne que je suis, ainsi que celle que je suis en train de devenir.

168. Notre mariage devient chaque jour plus romantique.

169. Je me sens en sécurité et protégée par mon partenaire.

170. Je m'engage à 100 % envers mon conjoint et mon mariage.

171. Mon âme sœur vient à moi au bon moment.

172. Je suis immensément reconnaissante de mon mariage.

173. Je choisis d'être accepté par mes pairs.

174. Ma nouvelle épouse est si belle le jour de notre mariage !

175. Il est important que je me sente aimé et en sécurité.

176. J'avance dans la vie avec de l'amour et de la joie dans mon cœur.

177. Il est facile d'aimer les autres quand je m'aime et que je m'accepte.

178. Je suis aimant et compatissant envers moi-même et les autres.

179. Je célèbre le don de l'amour aujourd'hui et chaque jour.

180. C'est normal d'être moi-même avec mes amis et ma famille.

181. Je suis maintenant prête à accepter des relations heureuses et épanouissantes.

182. Je finis toujours par sortir avec des hommes/femmes vraiment géniaux.

183. Des femmes belles, intelligentes et respectueuses sont attirées par moi à tout moment.

184. Mon mari/ma femme et moi communiquons de manière calme et aimante l'un envers l'autre.

185. J'ai toujours de l'amour dans ma vie.

186. Il existe un lien naturel entre mon partenaire et moi.

187. Je suis entouré de personnes qui m'aiment et me soutiennent.

188. J'encourage le respect et la communication ouverte avec les autres.

189. Je sais et j'ai confiance que l'Univers ne m'apportera que des relations loyales de soutien et d'amour.

190. Je mérite d'être traitée avec amour et respect.

191. Mes amis sont légion.

192. Ma famille et mes amis sont un délice pour moi.

193. Je reconnais tous les traits positifs et merveilleux que je possède.

194. J'honore et j'ai confiance en mon partenaire dans la vie.

195. Il est normal de montrer publiquement son affection et son amour.

196. Il y a un lien indissoluble entre mon âme sœur et moi.

197. Je donne de l'amour librement et il me revient multiplié de nombreuses fois.

198. Mon conjoint m'aime autant que je l'aime.

199. Mon amoureux me respecte.

200. Je collectionne des amitiés inestimables.

201. Mon énergie transforme le conflit en unité et en harmonie.

202. J'ai le plus grand respect et la plus grande admiration pour mes amis et ma famille.

203. Je peux exprimer confortablement mes besoins et mes sentiments.

204. Je laisse toujours la porte ouverte à l'affection.

205. Mon mari/ma femme et moi avons un grand sens de l'humour, ce qui fait que notre mariage reste amusant et plein de rires.

206. Je me rapproche de ma mère et de mon père.

207. Ma vie est un voyage d'amour et de joie sans fin.

208. J'ai une merveilleuse relation intime avec mon partenaire.

209. Je mérite que les gens m'aiment pour ce que je suis.

210. Je m'épanouis et j'apprécie d'être dans un mariage aimant, solidaire et heureux.

211. Je choisis de m'aimer pleinement et d'aimer les autres.

212. Je suis tellement bénie d'avoir autant d'amour dans ma vie !

213. Mes amis sont toujours là quand j'ai besoin d'eux.

214. Je ne dis que des mots aimables à propos de mon partenaire.

215. Ma vie est maintenant pleine d'amour et de joie.

216. Je pense et j'agis avec amour, c'est pour cela que j'aime.

217. Je sais que mes amis sont là pour moi quand j'ai besoin d'eux, et c'est merveilleux.

218. Je deviens plus romantique chaque jour.

219. Mon partenaire et moi nous aimons et nous faisons pleinement confiance. La vie est merveilleuse !

220. Je libère mes amis pour qu'ils mènent leur propre vie.

221. L'amour m'entoure chaque jour.

222. L'amour de moi me vient naturellement.

223. Mon mari/ma femme et moi partageons de merveilleux moments ensemble.

224. Je fais de chaque acte un acte d'amour, et cela me rend très heureux.

225. Je partage généreusement mon amour avec les autres. J'accepte l'amour des autres avec gratitude.

226. Je suis une personne aimante, gentille et attentionnée.

227. Mon monde est illuminé par les merveilleuses relations amoureuses et joyeuses que j'ai eues dans ma vie.

228. Je suis compatissant envers mon partenaire.

229. Je fais toujours ce qui est le mieux pour mon enfant.

230. Je soutiens et encourage pleinement mon mari/ma femme dans ses objectifs et ses idées.

231. La confiance en mon partenaire se renforce chaque jour.

232. Je suis ouvert et affectueux avec ma famille.

233. Je rencontre des expériences d'amour au quotidien.

234. Mon partenaire et moi partageons les mêmes valeurs et la même morale lorsqu'il s'agit d'élever nos enfants.

235. Je mérite l'amour d'un homme bon.

236. L'amour coule vers moi et à travers moi à tout moment.

237. Je vois l'amour en chacun et dans tout ce qui m'entoure.

238. Je manifeste de l'amour dans ma vie en pensant à ceux qui m'entourent avec amour et de façon positive.

239. J'aime créer des moments passionnants et romantiques dans mon mariage.

240. Je nourris mes relations avec amour et attention.

241. Des situations merveilleuses et pleines d'amour se déroulent devant moi, tout le temps.

242. J'attire exactement ce dont j'ai besoin dans ma relation.

243. Je rayonne de confiance et de joie.

244. J'aime organiser mon mariage.

245. Partout où je vais, je trouve l'amour. La vie est joyeuse !

246. J'attends de grandes et belles relations et c'est ce que je reçois.

247. L'Univers m'a apporté le merveilleux cadeau des enfants, et je le remercie chaque jour.

248. Je vis un véritable partenariat dans mon mariage.

249. Je ressens de l'amour dans chaque fibre de mon être.

250. J'ai confiance en mon partenaire.

251. Les miracles et la magie m'entourent partout où je vais.

252. Je suis un mari/une femme dévoué et loyal.

253. Nous sommes dans une relation aimante et harmonieuse.

254. J'ai une confiance totale dans mes capacités en tant que parent.

255. Mon mari/ma femme est mon meilleur ami et je l'adore.

256. J'ai confiance en l'univers pour me fournir tout l'amour dont j'ai besoin.

257. Je laisse de côté mes relations passées et je me tourne vers l'avenir.

258. Je mérite des nuits romantiques remplies de bougies et de roses.

259. Je trouve l'amour partout où je vais. La vie est incroyable !

260. Je suis prête à rencontrer mon partenaire idéal.

261. Je tends la main à la personne qui a besoin de mon amour. J'en ai assez pour le partager.

262. Ma nature romantique naturelle attire le romantisme vers moi comme un aimant.

263. Je suis l'amour incarné.

264. Le jour de mon mariage est le plus beau jour de ma vie.

265. Mon partenaire ressent mon amour tout naturellement.

266. Je suis reconnaissante de l'amour inconditionnel que mon enfant a pour moi.

267. Je me guéris de toutes mes vieilles blessures.

268. Mon âme fait résonner l'amour.

269. Je mérite un compagnon qui me soit fidèle.

270. Je suis attentif aux besoins de mon conjoint.

271. J'ai des opinions positives sur le mariage.

272. J'ai de merveilleux amis qui me soutiennent.

273. Je vois tout à travers des yeux aimants.

274. Le bonheur commence avec moi et moi seul. J'ai le pouvoir de créer mon propre bonheur.

275. J'ai gagné le respect de mes amis et de ma famille.

276. Aujourd'hui, j'ai la chance d'épouser l'homme ou la femme de mes rêves.

277. Je suis toujours aimante et sincère avec moi-même.

278. J'exprime quotidiennement ma gratitude en remerciant mon partenaire pour les cadeaux qu'il/elle apporte au monde (et à moi).

279. Je suis attirée par mon âme sœur.

280. Aujourd'hui, je choisis de parler avec amour à tout le monde.

281. Ma vie est remplie d'amour et d'émerveillement.

282. Dans toutes mes relations, je ne fais que donner de l'amour.

283. Je suis fidèle à ma famille et à mes amis.

284. Je suis un modèle pour mes enfants.

285. Je n'attire dans ma vie que des personnes saines et aimantes.

286. J'ai maintenant des relations saines dans tous les domaines de ma vie.

287. Ressentir de l'amour pour les autres est une habitude que j'entretiens tout au long de ma journée.

288. Mon partenaire trouve toujours des moyens d'être romantique envers moi.

289. J'ai des amis dignes de confiance.

290. Je mérite d'être bien traité parce que je mérite d'être aimé.

291. L'amour est le fondement de toutes mes relations.

292. Je mérite de trouver l'amour.

293. L'amour m'accueille à chaque coin de rue.

294. Je suis très heureuse dans mon mariage et je me sens bénie chaque jour.

295. Je suis ferme et ancré dans l'amour.

296. J'attire dans ma vie des personnes aimantes et attentionnées.

297. Chaque jour, j'envoie de l'amour guérisseur dans le monde.

298. Ma vie est remplie d'amour et de bonheur.

299. Je suis un aimant à amour.

300. Je n'attire dans ma vie que des personnes aimantes et positives.

301. Partout où je vais, je trouve l'amour.

302. J'honore toujours ma relation.

303. Je me concentre sur le développement d'une relation saine.

304. Je me connecte facilement avec les autres.

305. Je respecte et j'apprécie profondément mon partenaire.

306. La séparation est une illusion ; mon partenaire et moi ne faisons qu'un.

307. J'aime que mes relations soient en harmonie avec mon plus grand bien.

308. Je suis si reconnaissante pour les leçons que mes parents m'ont apprises !

309. Je mérite de recevoir l'amour que je reçois et je m'ouvre à l'amour que l'Univers me donne.

310. Le mariage est un beau cadeau, qui m'apporte joie et bonheur.

311. Je me sens en sécurité avec mon partenaire.

312. Aujourd'hui, je choisis d'aimer davantage.

313. Je suis un ami dévoué et loyal.

314. Je me libère de l'obligation de m'inquiéter des actions de mes amis.

315. Je suis l'amour pur.

316. J'attire à moi des relations amoureuses saines et enrichissantes.

317. Plus je donne d'amour, plus j'en reçois.

318. Je suis si reconnaissante pour l'amour que j'ai reçu dans ma vie !

319. Je regarde mon partenaire par l'intermédiaire de mon cœur.

320. Je chéris mes relations.

321. Les relations amoureuses me viennent facilement.

322. Mes parents expriment leur amour pour moi de la meilleure façon possible.

323. Mon amour est inconditionnel.

324. Je donne à mes enfants les moyens de s'épanouir grâce à des paroles et des affirmations positives.

325. Je donne et je reçois de l'amour librement et pleinement dans toutes mes relations.

326. Mon amour (et/ou mon mariage) se renforce chaque jour.

327. Je me sens attirante et sexy dans ma relation avec _________________.

328. Mon cœur est plein d'amour et je rayonne d'amour.

329. Mon mari/ma femme et moi formons une grande équipe.

330. Le véritable amour en moi reconnaît le véritable amour en l'autre.

331. Mon partenaire est généreux et gentil.

332. Je suis honnête, digne de confiance et sincère.

333. Ma relation avec ________________ est passionnante et amusante, nous rions tout le temps.

334. Je suis capable d'être vraiment moi-même avec mon partenaire.

335. L'amour pur coule en moi à chaque instant.

336. Je suis en phase avec l'énergie de l'amour.

337. Je mérite une relation durable.

338. Je traverse la vie en sachant à quel point je suis aimé.

339. Je nourris mon corps avec des pensées d'amour et d'harmonie.

340. J'attire l'amour sans effort.

341. Tout ce que je fais est dans la vibration de l'amour.

342. Je rencontre l'amour dans toutes mes relations et j'aime ces rencontres.

343. Chaque jour, j'accueille plus d'amour dans ma vie.

344. Je laisse mon partenaire me surprendre et me ravir avec de la romance.

345. Les relations épanouissantes viennent à moi librement.

346. Je veux l'amour et l'amour me veut.

347. J'attire un mariage de confiance et d'amour.

348. Je suis toujours connecté à mon bien le plus élevé et le meilleur.

349. Je mérite d'être dans une relation d'amour.

350. Je m'aime et je m'accepte, et je suis un aimant pour les amis.

351. Je suis prêt à m'aimer inconditionnellement.

352. J'aime sourire et le faire aussi souvent que je le peux.

353. Je suis fier de moi et de tout ce que j'ai accompli.

354. J'ai le sentiment que je compte. Je suis une contribution à ce monde.

355. Je suis dans une relation sûre et aimante.

356. J'attire dans mon monde des gens merveilleux et positifs.

357. Je représente l'amour.

358. J'ai tellement de merveilleux souvenirs du jour de mon mariage !

359. J'aime rendre la vie de mes parents plus agréable.

360. Mon amour pour mon partenaire grandit chaque jour.

361. Je m'accepte profondément et complètement comme la personne merveilleuse que je suis.

362. J'aime être aimé et chéri par mon étonnant, gentil et généreux partenaire.

363. L'amour m'entoure chaque jour de toutes les façons.

364. Je donne librement et sans conditions aux autres et j'accepte la même chose en retour.

365. Ma vie amoureuse est une priorité.

366. J'attire l'amour de la façon la plus inattendue et la plus magique.

367. Mon partenaire parfait m'aime et m'apprécie.

368. J'apprécie mon mariage et toutes les expériences merveilleuses et joyeuses qu'il apporte.

369. Je suis toujours disponible pour mes enfants quand ils ont besoin de moi.

370. Cela me procure une grande joie d'aimer les autres et d'être aimé.

371. Je m'aime et je m'accepte tel que je suis.

372. Je suis capable d'être moi-même auprès de mon mari/ma femme et de mes enfants.

373. Être l'ami de quelqu'un est un beau cadeau.

374. Je suis capable de développer une relation saine avec mon partenaire.

375. Je crois au véritable amour.

376. Mon partenaire est l'amour de ma vie et le centre de mon univers.

377. Mon partenaire et moi partageons les mêmes opinions sur le mariage.

378. L'univers manifeste la romance dans ma vie en ce moment.

379. Mes amis me disent toujours la vérité.

380. J'ai une abondance d'amis qui partagent mes idées.

381. Je mène une vie active et épanouie, remplie d'amour et de bonheur.

382. J'aime être soutenu par mes amis, ma famille et mes relations.

383. Assurer l'avenir de mes enfants me semble facile et sans effort.

384. Je respecte les limites de mon partenaire.

385. Mon partenaire et moi avons une vie sexuelle saine et régulière, remplie de plaisir et d'excitation.

386. Je vis une vie pleine de passion et d'amour.

387. Mon meilleur ami est tout pour moi.

388. Je suis digne d'un amour sincère et affectueux.

389. Je suis un parent dévoué.

390. Je termine chaque journée par une douche d'amour et d'appréciation de moi-même.

391. De belles femmes sont facilement attirées par moi, tout le temps !

392. Une source inépuisable d'énergie amoureuse circule autour de moi à tout moment.

393. Je suis aimante et indulgente.

394. Je suis flexible et patient avec mon partenaire.

395. Je m'engage à 100 % à élever mes enfants pour qu'ils deviennent des adultes aimants et attentionnés.

396. Je suis l'amour.

397. J'accueille des rires et de l'amour en abondance dans ma vie.

398. Je trouve maintenant le compagnon que j'attendais.

399. Je respecte les besoins de mon conjoint.

400. Je donne de l'amour et il me revient multiplié.

401. Je traite mes enfants avec équité et grâce.

402. Je choisis de vivre mes vœux de mariage tous les jours.

403. Je mérite l'amour d'une femme bonne.

404. C'est moi qui crée la base sur laquelle ma relation est construite.

405. Mon partenaire et moi sommes parfaitement assortis l'un à l'autre et l'amour entre nous est divin.

406. Je crée de l'amour en abondance dans ma vie en contrôlant mes pensées.

407. Je mérite d'avoir une relation aimante.

408. Je suis l'incarnation de l'amour et du bonheur.

409. Il m'est possible d'aimer pour toujours.

410. Il y a une abondance d'amour et de joie dans ma vie.

411. L'amour me soutient de toutes les façons possibles.

412. Je ressens de la joie d'être amoureux.

413. J'éprouve de la compassion et de la bonté pour les autres et pour moi-même.

414. Je suis capable de m'affirmer dans toutes mes relations.

415. Je reçois de mon partenaire un amour pur et un engagement total.

416. J'ai une merveilleuse relation avec mes sœurs et mes frères.

417. Mon amour de la vie est contagieux.

418. J'aime rire et m'amuser dans mes relations.

419. Je libère et je pardonne pour ouvrir mon cœur.

420. Je me sens confiant(e) lorsque je sors avec quelqu'un.

421. J'accepte que je puisse recevoir de l'amour et du bonheur dès maintenant !

422. Je traite toujours nos enfants avec amour et compréhension.

423. Mon partenaire et moi sommes de plus en plus amoureux chaque jour.

424. J'apporte le don de l'amour dans la vie des gens.

425. Mon amant m'accepte et m'aime tel que je suis.

426. L'énergie dépensée à aimer est toujours utile.

427. Je suis aimant et je me sens bien ainsi.

428. Je m'aime parce que je me traite bien.

429. Je suis si fière d'épouser l'amour de ma vie aujourd'hui !

430. Tout le monde m'aime parce que je suis une bonne personne.

431. Mes amis me font confiance, tout comme je leur fais confiance.

432. Mon amour ne dépend pas des circonstances.

433. Je suis l'amour, je vis l'amour, j'irradie l'amour !

434. Je suis digne d'amour.

435. Les hommes beaux, intelligents et respectueux sont attirés par moi, tout le temps.

436. J'accueille l'amour à bras ouverts.

437. Quand je me regarde dans le miroir, je vois l'amour.

438. Je suis prête à accepter de merveilleuses amitiés dans ma vie.

439. Tout ce dont j'ai besoin me vient au bon moment et au bon endroit.

440. La lumière de l'amour brille toujours en moi.

441. Je ne parle qu'avec amour à ma famille et à mon conjoint.

442. J'ai attiré mon meilleur ami. Merci !

443. Je suis digne de mon propre amour et de ma propre affection.

444. Nos photos de mariage sont magnifiques, elles montrent exactement à quel point cette journée a été extraordinaire.

445. Je suis dans une relation d'amour et de soutien.

446. J'aime la vie et la vie m'aime en retour.

447. J'aime que mon mariage devienne chaque jour plus profond, plus fort et plus affectueux.

448. Partout, je suis traité avec amour et respect.

449. J'aime l'humanité.

450. Je suis compréhensif.

451. Je mérite d'avoir une vie de famille heureuse, et je l'accepte maintenant.

452. Chaque jour, je trouve de nouvelles façons d'exprimer à quel point j'aime mon conjoint.

453. Je me chéris moi-même.

454. Mon conjoint et moi aimons faire des voyages romantiques ensemble.

455. Je trouve facile d'être moi-même en présence de membres du sexe opposé.

456. Je suis un guerrier de l'amour.

457. Mes amis sont mon soleil les jours de pluie.

458. Aujourd'hui, je commence à m'aimer davantage

459. Je suis entourée d'amour et de bonheur.

460. Je suis forte, belle et courageuse.

461. Je suis un aimant à amour et j'attire l'amour et l'harmonie.

462. Je suis dans une relation joyeuse et intime avec quelqu'un qui m'aime vraiment.

463. Je me permets d'être aimée pleinement.

464. Je suis si heureuse d'être fiancée à la personne la plus merveilleuse du monde !

465. En m'aimant complètement, il m'est facile d'aimer les autres.

466. Je n'attire que des gens positifs dans ma vie.

467. J'accepte de ne pas être parfait(e) !

468. Je donne l'espace et le ton pour que l'amour s'exprime.

469. Je cherche toujours des moyens de contribuer au bonheur de mon partenaire.

470. Je suis chanceux en amour.

471. J'aime rire et m'amuser avec mes amis.

472. Je suis prêt à ce que l'amour vienne à ma rencontre.

473. Je trouve facile de me faire des amis, et les personnes qui partagent les mêmes idées que moi sont attirées par moi.

474. Je laisse de côté toute rancune et tout ressentiment.

475. Je suis reconnaissant de la connexion avec mon âme sœur.

476. Je ne pense qu'à aimer mes amis et ma famille.

477. J'aime que ma relation devienne chaque jour plus romantique.

478. J'attire des personnes aimantes, gentilles et attentionnées.

479. J'ai confiance en ma sexualité.

480. Je suis entouré d'amour.

481. Je communique toujours honnêtement, ouvertement et avec respect.

482. Je mérite de trouver l'amour de ma vie maintenant.

483. L'amour est tout autour de moi en ce moment !

484. J'apprends et je grandis chaque jour.

485. Chaque jour, je suis reconnaissante de l'amour que je ressens et de tous les gens qui se soucient de moi.

486. Ma vie est une aventure merveilleuse et j'adore la vivre.

487. Je suis fier de mes capacités en tant que parent.

488. J'ai un mariage contracté dans le ciel.

489. Mes relations sont fondées sur la confiance et le respect.

490. J'ai confiance dans le processus de l'amour.

491. Je suis reconnu pour mon énergie positive et mon attitude aimante.

492. Je suis immensément reconnaissant pour ma belle épouse/ mon beau mari.

493. Je suis un être magnifique avec un océan d'amour à donner.

494. Aujourd'hui, mon amour pour moi-même et pour les autres me donne 100 raisons de sourire.

495. C'est mon droit de naissance de vivre une vie remplie d'amour.

496. L'amour m'entoure ainsi que mes proches.

497. Je suis si fière d'appartenir à une famille qui m'aime !

498. Mon enfant intérieur reçoit mon amour aujourd'hui.

499. Toutes les personnes que je rencontre m'accepte pour la personne merveilleuse que je suis.

500. Il m'est facile d'être un bon parent.